AF376065

FLOS

MEDICINÆ SCHOLÆ SALERNI

OU

DE LA MÉDECINE A SALERNE

AU XIIe SIÈCLE.

ÉTUDE HISTORIQUE

PAR

LE DOCTEUR REMILLY

Médecin de l'Hôpital Civil et du Lycée Impérial de Versailles,
Lauréat de l'Académie et de la Faculté de Médecine, Ancien Interne des Hôpitaux de Paris,
Membre
des Sociétés d'Agriculture, des Sciences naturelles et médicales de Seine-et-Oise,
Correspondant de la Société médicale de Chambéry.

VERSAILLES

IMPRIMERIE D'AUGUSTE MONTALANT
6, Avenue de Sceaux

1861

FLOS
MEDICINÆ SCHOLÆ SALERNI

OU

DE LA MÉDECINE A SALERNE

AU XIIᵉ SIÈCLE.

ÉTUDE HISTORIQUE

PAR

LE DOCTEUR REMILLY

Médecin de l'Hôpital Civil et du Lycée Impérial de Versailles,
Lauréat de l'Académie et de la Faculté de Médecine, Ancien Interne des Hôpitaux de Paris,
Membre
des Sociétés d'Agriculture, des Sciences naturelles et médicales de Seine-et-Oise,
Correspondant de la Société médicale de Chambéry.

VERSAILLES

IMPRIMERIE D'AUGUSTE MONTALANT
6, Avenue de Sceaux

1861

A LA MÉMOIRE

DE

J.-B.-M. BAUDRY DE BALZAC

NÉ EN 1796 — MORT EN 1848

Docteur en Médecine et Ancien Interne Lauréat des Hôpitaux de Paris,
Professeur d'Histoire Naturelle au Collége de Versailles,
Médecin de l'État-Civil et des Prisons de la Ville,
Secrétaire Perpétuel des Sociétés des Sciences Naturelles
et des Sciences Morales de Seine-et-Oise.

EXTRAIT DES MÉMOIRES

DE LA

SOCIÉTÉ DES SCIENCES NATURELLES ET MÉDICALES DE SEINE-ET-OISE

(SECTION DE MÉDECINE)

FLOS
MEDICINÆ SCHOLÆ SALERNI

ou

DE LA MÉDECINE A SALERNE

AU XIIe SIÈCLE

ÉTUDE HISTORIQUE

I

MESSIEURS,

En 1859, M. de Renzi, médecin napolitain, a publié dans son pays deux œuvres importantes de l'École de Salerne, l'une ayant pour titre : *Flos medicinæ scholæ Salerni*; l'autre : *Magistri Salerni tabulæ et compendium.*

Ces deux publications contenant les travaux inédits de Baudry de Balzac, j'ai songé à vous en présenter l'analyse, pour accomplir un double devoir : Baudry de Balzac fut, en effet, l'un des plus érudits, comme l'un des plus zélés fondateurs de notre Société des Sciences naturelles et médicales ; il fut aussi mon premier maître, et c'est en m'enseignant l'histoire naturelle, qu'il devina et développa mon goût pour la médecine.

Puisse donc, ce faible tribut à la mémoire d'un esprit

distingué, d'un cœur excellent et d'une intelligence d'élite, faire comprendre l'intérêt historique et l'importance de ces recherches laborieuses dont je vais, non sans quelque défiance, exposer devant vous les résultats.

Au moyen-âge, la forme poétique prêta souvent son rhythme et sa parure à notre science austère; non, sans doute, pour en voiler la gravité, mais dans le but de mettre en relief les préceptes, de graver plus facilement les règles dans la mémoire, et de frapper davantage les esprits. Aussi ne compte-t-on pas moins de onze mille cinq cents vers latins, qui contiennent l'exposition presque complète de la médecine à l'époque de la Renaissance.

On peut ainsi les décomposer :

3,520   vers appartiennent au *Flos medicinæ scholæ Salerni;*

6,322   à un *Poema medicum* (1)*;*

582   contenus dans le traité *de Phlebotomiâ* de Jean-d'Aquila (2);

1,011   composant un *Poema anatomicum* (3).

C'est du premier de ces quatre recueils que je vais parler. Il forme à lui seul un traité complet de médecine, et peut être considéré comme le résumé des doctrines et des pratiques de la célèbre École de Salerne.

Mais d'abord qu'était-ce que l'École de Salerne ? Nous verrons ensuite à qui peut être attribué le *Flos medicinæ scholæ Salerni.*

(1) Publié dans : *Collectio Salernitana*. Neapoli, 1856. T. IV; p. 1-176.

(2) Publié dans : *Collectio Salernitana*. Neapoli. T. III, p. 256-270.

(3) Encore inédit et découvert par M. Daremberg.

MM. Daremberg et de Renzi disent que les plus anciens écrits salernitains prouvent — comme la liste même des médecins de Salerne—l'origine et la constitution laïques de cette École célèbre, tout en établissant que les moines et les clercs séculiers y ont enseigné, pratiqué la médecine, et même composé des ouvrages. M. Daremberg ne juge pas alors impossible, qu'à une époque rapprochée de la chute de l'Empire Romain, Salerne ait vu se former dans son sein une véritable école médicale, établissant ainsi la transition entre la médecine grecque et latine, et la médecine du moyen-âge.

D'un autre côté, Ackermann, Sprengel et MM. Meyer et Puccinotti, disent que l'Institut de Salerne fut fondé par les Bénédictins, auxquels s'affilièrent peu à peu des laïques.

Quoiqu'il en soit, dès le X⁰ siècle l'école était déjà célèbre, puisqu'on trouve les traces des pèlerinages qu'y faisaient les malades en 984. Mais c'est surtout vers le XI⁰ siècle qu'on étudia les traductions des anciens, qu'on réunit les méthodes curatives, et que prirent naissance les premiers écrits qui nous sont parvenus.

Le plus célèbre d'entre eux est sans contredit la *Fleur médicale de Salerne*; il apparut vers le milieu du XII⁰ siècle, et voici ce qu'on raconte à cet égard.

Pendant les croisades, alors que l'École jouissait de toute sa célébrité, comme première institution médicale de l'Occident Chrétien, grâce à la science de ses adeptes, à sa situation favorable pour les pèlerins, et à son climat privilégié, — Robert, duc de Normandie et fils de Guillaume-le-Conquérant, débarqua à Salerne pour se faire traiter d'une plaie au bras, jusqu'alors mal soignée. Le prince d'Angleterre y séjourna quelque temps et repartit à la nouvelle de la mort de son frère Guillaume II. Ce fut en son honneur, dit-on, que les médecins de Salerne, dont le chef se nommait alors Jean de Mayland, publièrent en vers léonins, alors en usage, le *Flos medicinæ scholæ Salerni*, ou *Regimen Salerni*.

Le plus ancien manuscrit commence, en effet, par ce vers :

Roberto regi scribit schola tota Salerni.

Jean de Mayland, qu'on nomme aussi Jean le Milanais, serait donc considéré comme le rédacteur de la *Fleur médicale de Salerne.*

Cependant, ce fait a été contesté. On a voulu, mais à tort, attribuer l'œuvre à Arnaud de Villeneuve, qui vivait dans la seconde moitié du XIIe siècle, parcequ'il en a, le premier, publié 362 vers, suivis de commentaires, eux-mêmes plusieurs fois commentés.

Mais quels que soient l'auteur ou les auteurs du poème, il est pour le fond, pour la substance, l'œuvre incontestable de l'École tout entière *(scribit schola tota Salerni);* ce qui augmente la valeur historique de l'ouvrage, puisqu'il devient ainsi l'expression de la première école de médecine, au début de la Renaissance des sciences en Occident.

Aussi doit-on une vive reconnaissance à ceux qui ont patiemment exhumé ces traditions médicales du moyen-âge.

Voyons, maintenant, la part considérable qui revient, dans ces recherches, à Baudry de Balzac.

Nous venons de dire qu'Arnaud de Villeneuve avait inséré dans ses écrits 362 vers du *Regimen Salerni.* On lit pourtant, dans plusieurs historiens, qu'à l'origine l'œuvre se composait de 1,239 vers ; et, en effet, on a trouvé plusieurs manuscrits dans lesquels le nombre en est de 1,000 à 1,200 ; deux manuscrits apocryphes contiennent même 2,000 vers. — Mais dans un petit nombre de textes imprimés il s'élève à 400 environ, et la totalité des vers ainsi imprimés avant la première publication de Baudry de Balzac, en 1842, ne dépassait pas 600 vers.

C'est qu'en effet, en 1842, après avoir compulsé déjà 35 manuscrits et 184 éditions différentes, Baudry de Balzac publiait, à Versailles, une nouvelle édition ayant pour titre : *Flos medicinæ, seu compendium medicæ artis per medium ævum*, contenant déjà 1,326 vers et, à sa mort, il laissait un manuscrit du même ouvrage portant ce chiffre à 2,730.

De son côté, M. de Renzi avait fait, à Naples, des recherches savantes sur l'École de Salerne ; il y publiait, en 1857, une première édition contenant 2,130 vers. A la recommandation de M. Daremberg (qui a fourni lui-même 519 vers nouveaux), la famille Baudry de Balzac lui remit les manuscrits de son chef regretté. — C'est après toutes ces investigations si patientes, si laborieuses, si consciencieuses, dans lesquelles 99 manuscrits français et étrangers et 246 éditions ont été consultés, que la dernière édition, entièrement refondue, et ayant pour titre : *Flos médicinæ scholæ Salerni*, a été publiée, à Naples, en 1859. Elle ne contient pas moins de 3,520 vers.

Mais nous devons nous hâter de dire que ces vers ne sont pas tous anciens, car chaque éditeur ou chaque commentateur de la *Fleur médicale* en a souvent ajouté quelques-uns, tantôt pour expliquer un passage obscur, tantôt pour compléter un précepte insuffisant, ou encore pour tenir le livre au courant de la science. Aussi, dans la publication de M. de Renzi, a-t-on eu le soin d'accompagner de guillemets, les vers publiés jadis par Arnaud de Villeneuve, et qui sont regardés par Ackermann

comme authentiques, — afin de les distinguer des autres
dont la collection forme une espèce de *rapsodie* de la
médecine du moyen-âge. En analysant le *Flos medicinæ*,
tel qu'il est constitué aujourd'hui, j'aurai donc le soin de
citer, de préférence, les vers d'Arnaud que j'accompa-
gnerai d'une traduction empruntée, soit à un exemplaire
fort curieux dé Jean Curion (1568), appartenant à la
bibliothèque de Versailles, et qui porte, sur ses marges,
titres et couvertures, la traduction manuscrite d'un inconnu
vivant encore en 1613, et alors atteint de cataracte ; soit
à la traduction, en vers français, de Michel Le Long, Pro-
vinois, qui parut, à Paris, en 1643 ; soit enfin à la remarquable traduction, également en vers français, publiée par
M. Meaux de Saint-Marc, à Paris, en 1861, laquelle est
précédée d'une introduction non moins remarquable sur
l'École de Salerne et de la nomenclature de ses intéressants travaux, dues au savoir éminent de M. Daremberg.

II

Rechercher les doctrines et les traits caractéristiques de
l'École de Salerne, pour avoir un aperçu de la médecine
au XIIe siècle, tel est le but que nous nous proposerons en
analysant le *Flos medicinæ scholæ Salerni.*

Le texte est divisé en dix parties, subdivisées chacune
en un certain nombre de chapitres ; nous les passerons successivement en revue. Commençons d'abord par l'Anato-
mie et la Physiologie, qui forment aujourd'hui la base de la
médecine, et résumons les notions qu'on professait, à Salerne, sur les divers organes et les principales fonctions du
corps humain.

Dans le *Flos medicinæ*, 33 vers résument les connaissances anatomiques de l'école.

Quatre régions constituent le corps humain : la pre-

mière, *animalis*, contient le cerveau et se termine à l'épi-
glotte ; la deuxième, *spiritualis*, s'étend jusqu'au diaphragme et renferme la trachée, les poumons, leurs conduits et le cœur ; la troisième, *nutritiva*, loge les viscères,
le foie et le fiel, la rate, l'estomac et le diaphragme ; la
quatrième comprend la vessie, les reins, les testicules et
leurs conduits, puis la verge, ou la matrice et les ovaires
(*matricem cum testiculis mulieris*). — M. Daremberg
a déjà fait observer qu'à Salerne, le nombre quatre paraît
sacramentel : une légende fait intervenir, en effet, pour la
fondation de l'Ecole, quatre personnages : un Arabe, un
Juif, un Grec et un Latin ; quatre maîtres commentent la
chirurgie de Roger, écrite elle-même par Roger et trois de
ses compagnons ; il y a encore les pilules des quatre Maîtres Salernitains. Outre la division du corps humain en
quatre régions, nous aurons l'occasion de noter encore cette
tendance marquée vers le nombre quatre, en opposition
avec la triade pythagoricienne.

Le nombre des os et des veines, qui fait partie du texte
d'Arnaud de Villeneuve, est renfermé dans les trois vers
suivants :

> *Ossibus ex denis, bis centenisque novenis*
> *Constat homo : denis bis dentibus duodenis,*
> *Ex tricentenis decies sex quinque venis.*

Vers que Michel le Long traduit ainsi :

> Celui qui a deux cens, dix-neuf adjoustera
> Des os du corps humain le compte arrestera.
> Les dents, quatre dehors, se trouvent trois douzaines.
> Trois cens soixante et cinq est le nombre des veines.

Mais passons à la *Physiologie*, elle contient des docu-
ments plus intéressants.

Il existe d'abord sept choses dans la nature humaine :

Res naturales septem sunt : scilicet aer,
Corpus, humor, opus, membrum, complexio, virtus.

L'organisme renferme donc pour les Salernitains : de l'air, des humeurs et des parties solides (*aer, humor, corpus et membrum*), et, en action, il offre à considérer la fonction (*opus*), la constitution (*complexio*) et la force (*virtus*). — *Figura, color, ætas, distantia sexus,* sont, en outre, quatre caractères secondaires de l'individualité.

Cela posé, si l'on demande combien il existe de forces, ou plutôt de propriétés organiques ; — celles-ci sont nombreuses, car il n'y en a pas moins de neuf en action pendant la vie.

Il serait peut-être prudent de les énumérer en latin, car le texte lui-même est fort obscur, sur cette question des *virtutes naturales ;* je vais cependant essayer d'exposer ce que l'on désignait ainsi au 12ᵉ siècle.

La première propriété vitale façonne la forme du corps pendant le sommeil, et la seconde retient les parties qui ont été réunies (*attracta secunda retentat*), c'est la cohésion ou l'affinité.

La troisième élabore le sperme, et la quatrième enlève les parties superflues (*sed quarta superflua tollit*); il s'agit donc des fonctions de génération et d'excrétion.

La cinquième et la sixième apportent les matériaux que la septième transforme (*transmutat*) afin de les réunir pour former un simple, ou de les agréger pour faire un composé.

La huitième imprime au travail d'ensemble (*compositum*) une figure propre ; et la neuvième, en séparant certaines parties et en laissant les autres identiques, achève l'œuvre et donne le résultat désiré.

Cette théorie des diverses propriétés et des différentes fonctions du corps humain , est suivie d'un exposé rapide et concis de l'action du chaud, du froid, du sec et de l'humide sur l'organisme.

Je ne crois pas devoir insister d'avantage sur ce point assez confus de la physiologie salernitaine , je préfère résumer plutôt la théorie des humeurs, théorie toute galénique, parce qu'elle montre que l'École de Salerne descend directement de la médecine gréco-romaine.

Dans le corps humain , il y a quatre humeurs, (encore une fois le nombre quatre) : *sanguis, cholera, melancholia et phlegma*; et ces quatre humeurs sont en rapport de composition avec les quatre éléments : Dans le sang, entre l'air (*aer sanguineis*); — dans la bile, entre le feu (*ignea vis choleræ*); — dans l'atrabile, entre la terre (*terra melancholicis*); et le phlegme est formé d'eau (*vis aquosa phlegmæ*).

D'où quatre tempéraments : *sanguinei, cholerici, phlegmatici et melancholici*, c'est-à-dire les gens sanguins, bilieux, phlegmatiques ou lymphatiques et mélancoliques. Chacun de ces tempéraments se trouve décrit en traits piquants, et le chapitre se termine par un épilogue dans lequel sont indiqués les signes extérieurs qui les font reconnaître.

Si vous désirez savoir, maintenant, comment les divers organes et les différentes fonctions concourent à la formation , à la conservation et à l'expulsion des humeurs, le voici en quelques mots : dans l'estomac, s'engendre le chyle; dans le foie, le chyme; le sang est purifié dans les veines, et le fiel sort des sueurs.

Quant au cerveau, il donne le souffle (*spiritus*); le

cœur donne la vie ; le foie, les humeurs ; la rate, la bile noire ; la veine, le sang ; le poumon, contient le phlegme et enlève la bile et le fiel.

Je ne sais, si de longs commentaires rendraient plus faciles à comprendre ces données physiologiques ; il y a cependant d'autres paragraphes, dont le sens général est encore plus difficile à saisir, tel que celui ou l'on décrit la prédominance des humeurs pendant le jour et la nuit et pendant les diverses heures.

Mais je ne crois pas devoir insister sur ces assertions, et je désire signaler plutôt le chapitre qui a pour titre : *Consensus rerum.* Il contient les rapports existants entre les *quatre* éléments et les *quatre* saisons, les *quatre* âges et les *quatre* humeurs du corps humain :

> *Consona sunt aer, sanguis, pueritia verque;*
> *Conveniunt ignis, œtas, choleraque, juventus ;*
> *Autumnus, terra, melancholia, senectus ;*
> *Decrepitus vel hyems, aqua, flegmaque sociantur.*

Vient ensuite la part d'action de chacun des éléments dans la formation du corps humain : le feu donne la fermentation (*fervor*), la vision et le mouvement ; la terre fournit la chair et le poids ; l'air permet d'apprécier le vent et le son, c'est-à-dire, d'entendre et de sentir ; enfin, l'eau est la source du sang et des humeurs.

Puis l'exposé de ses consonnances mystérieuses se termine par une parallèle allégorique entre les signes du Zodiaque et les diverses parties du corps humain.

Après cet exposé des théories physiologiques du moyen-âge, se trouve un chapitre sur la *génération*.

Remarquons d'abord qu'à Salerne, la menstruation est considérée simplement comme une fonction d'épuration,

> *Luna vetus vetulas, juvenes nova luna repurgat.*

La vieille lune purifie les vieilles, et la nouvelle lune les jeunes femmes. Singulière doctrine, qui n'est certes pas fille de l'observation.

Quant au développement du germe, de l'embryon et du fœtus, il est très obscur pour les Salernitains. Il faut, disent-ils, six jours pour que le germe soit conçu. D'abord semblable à du lait, il se transforme en sang au bout de neuf jours, puis se consolide au bout de douze, et c'est au dix-huitième jour seulement que l'apparence embryonnaire (*effigies*), devient sensible. Malgré cela, l'embryon n'est vivant qu'au quatre-vingtième jour, car Baudry de Balzac a retrouvé ce vers :

Post quadringenta dies vitam capit hic animamque.

Pourquoi quatre-vingts jours ? Était-ce un article de foi pour les Salernitains ? Rien dans le texte n'explique, en effet, cette singulière assertion. Remarquons toutefois, en terminant, que l'observation avait déjà appris que dix-huit jours étaient nécessaires pour l'apparition de l'embryon, et vous savez qu'on fixe aujourd'hui à trois semaines le temps nécessaire pour la constitution de toutes ses parties essentielles.

Tel est en résumé, Messieurs, la physiologie de l'École de Salerne. Que de théories obscures, que d'idées bizarres, et de rapprochements singuliers ! — Certes, tout cela peut faire sourire notre science moderne, et peut-être faire considérer comme oiseux et superflu ce regard que nous venons de jeter sur le passé.

Mais, au lieu de sourire et de contester l'intérêt de ces études historiques, n'est-il pas préférable de rechercher les enseignements qu'elles renferment.

L'École de Salerne est fille de la médecine Galénique, elle

a hérité de ses bonnes traditions, comme de ses erreurs. Ce n'est pas la descendante de l'observation attentive, le naturisme d'Hippocrate ne convient pas à son impatiente nature ; elle veut non seulement des faits bien ou mal observés, mais surtout l'explication de ces faits ; elle veut en saisir la cause et formuler la loi qui les régit. Noble et sublime désir ! — Mais on ignore à Salerne que le sang circule, on ignore les règles de l'analyse et la science humaine n'a pas encore sa méthode. Harvey, Bacon, Descartes et tant d'autres sont encore dans les limbes de l'avenir ; et ce sont les lois fondamentales de la nature humaine, et les propriétés les plus intimes de l'organisme qu'on prétend connaître et qu'on veut définir. — D'où ces idées erronées et ces théories étranges.

Cette étude de la Renaissance de la médecine en Italie, nous montre donc l'esprit humain plus désireux d'expliquer que de connaître. Il ignore la longueur du chemin et même la route à suivre, et, dès le début, il veut établir les lois de la nature humaine. La science de nos jours est plus patiente, peut-être parcequ'elle a vieilli de quelques siècles ; elle sait, en effet, que pour expliquer il faut connaître, que pour connaître il faut d'abord analyser les phénomènes avec le soin le plus minutieux, et qu'un jour, par la synthèse, se fait la découverte des lois et des vérités secondaires et primordiales, puisque *la science c'est la connaissance synthétisée.*

Ne nous plaignons donc pas de l'absence des systèmes, de l'insuffisance des doctrines ; conservons précieusement les vérités que chaque jour confirme, et laissons au temps, à la patience et au génie de l'homme, de découvrir les autres vérités éternelles qui sont dans les secrets desseins de l'avenir.

Mais continuons l'analyse de l'œuvre de Salerne ; voyons

l'homme en état de santé, nous examinerons ensuite l'exposé de ses maladies.

III

Parmi les divers préceptes de l'HYGIÈNE du *Flos medicinæ*, il convient de remarquer avec M. Daremberg, qu'un certain nombre d'entre eux sont dictés par l'expérience la plus vulgaire, et appartiennent à tous les temps comme à tous les pays. Ainsi, user de tout avec modération, respirer un air pur, au lever se laver le visage et les mains, etc., etc., aussi, nous ne nous y arrêterons pas. Cherchons plutôt les règles qui peuvent caractériser les connaissances des Salernitains.

L'exhortation à la santé, précise clairement le rôle de la médecine et l'importance de l'hygiène :

> *Vitam prolongat, sed non medicina perennat;*
> *Custodit vitam, qui custodit sanitatem.*
> *Sed prior est sanitas, quàm sit curatio morbi.*

Sous le titre d'influences physiques, se trouve une étude de l'air, des vents, des saisons et des mois, quant à leur action sur la santé, avec les indications du régime que chacune de ces influences nécessite. — Les préceptes sur les saisons et les mois ne contiennent pas moins de 158 vers et pourraient figurer encore avec avantage, pour l'instruction du lecteur, dans un almanach de la santé. Les conseils qu'ils renferment sont sages, souvent nés de l'observation, et portent l'empreinte des théories hippocratiques, surtout l'article relatif aux saisons, lequel fait partie du texte primitif d'Arnaud de Villeneuve.

Je cite, pour mémoire seulement, le chapitre *confortatio membrorum,* qui ne renferme que des règles d'expérience banale, pour aborder le chapitre *du sommeil.*

Ses premiers vers sont peut-être aussi connus que peu observés :

Sex horis dormire sat est juvenique, senique,
Septem vix pigro, nulli concedimus octo.

Mais ce qui prouve que le *Flos medicinæ scholæ Salerni* est bien une rapsodie et non pas l'œuvre d'un seul auteur ou même d'un seul rédacteur des sentences de l'Ecole, c'est que ces deux vers sont immédiatement suivis des deux suivants, qu'il faut attribuer, avec M. Daremberg, à une rédaction plus libérale :

Ad minus horarum septem fac sit tibi somnus
Si licet ad nonam, nunquam ad decimam licet horam.

Quant à la position à choisir pour sommeiller, la question reste indécise entre les partisans du côté droit et ceux du côté gauche, puisque les Salernitains conseillent de changer de côté pendant la nuit.

Le sommeil de midi doit être court, ou mieux, on doit s'en passer ; et cette recommandation est remarquable à Salerne, où la méridienne est encore en honneur. Le précepte de l'Ecole est cependant contenu dans le texte d'Arnaud de Villeneuve, que notre traducteur anonyme traduit ainsi :

Ne dors sur le mydi, ou bien court soit ton somme,
Car tel dormir n'apporte aucun profit à l'homme.
Au contraire il engendre, à l'indiscret dormeur,
Catarrhe, mal de tête et fièvre et pesanteur.

Une singulière doctrine professée encore sur le sommeil de midi a été retrouvée par Baudry de Balzac, et peut

être citée comme correctif du précepte précédent ; elle est
contenue dans les deux vers qui suivent :

Mensibus in quibus us, *bonus est post prandia somnus ;*
Mensibus in quibus er, *post prandia fit soper æger.*

Dans les mois dont la terminaison latine est *us*, il est
donc bon de dormir, mais il faut s'abstenir quand le mois
se termine en *er*. Cette concession mérite d'être notée,
car, sept des mois latins se terminent en *us* et quatre en
er ; on ne donne pas de conseil pour *aprilis*.

Je signale seulement les chapitres *de tempore coeundi,
egestio, ventositas et mictura*, pour prouver que les
professeurs de Salerne pensaient à tout.

Dans le chapitre de *usu balneorum*, se trouvent les
sentences relatives à l'usage des bains secs ou bains de
sable et des bains humides. Parmi ces derniers sont
signalés les bains de mer et les bains de rivière, puis les
bains chauds.

Le dernier et le plus long chapitre de l'hygiène traite de
l'alimentation (*cibatio*). — Les règles générales à suivre
avant, pendant et après les repas, ainsi que l'ordre du dî-
ner, forment une introduction dans laquelle les plus sages
conseils de sobriété, les habitudes de tempérance et la ré-
gularité dans le régime, sont recommandés sous peine de
voir survenir bien vite un cortége de maladies redoutables.
Cette première partie se termine par des remarques sur les
repas aux diverses saisons : la sobriété est de règle au
printemps ; la modération est prescrite pendant l'été ; les
fruits sont à craindre en automne ; mais, l'hiver, on peut
satisfaire autant qu'on voudra son appétit. — Ces vers sont
dans le texte d'Arnaud de Villeneuve.

Puis, vient un traité des boissons, contenant aussi de
sages conseils. Le vin et les signes du meilleur, ainsi que

ses bons effets, sont décrits avec soin, ce qui montre que les doctes Salernitains savaient apprécier ses qualités précieuses :

Dat purum vinum tibi plurima commoda : primum
Confortat cerebrum, stomachum reddit tibi lætum,
Fumos evacuat et viscera plena relaxat ;
Acuit ingenium, visum nutrit, levat aures,
Corpus pinguificat, vitamque facit robustam.

mais les vins nouveaux et le vin doux (*mustum*) sont signalés comme nuisibles et même dangereux pour le buveur.

Nous pouvons noter, en passant, deux vers du texte d'Arnaud de Villeneuve, qui contiennent l'indication d'un singulier remède contre l'abus du vin :

Si tibi serotinâ noceat potatio vini,
Horâ matutinâ rebibas et erit medicina.

qui ont donné lieu au quatrain suivant :

Si, pour avoir trop bu la veille,
Votre estomac est dérangé,
Ayez, dès le matin, recours à la bouteille,
Vous serez bientôt soulagé.

Dans le paragraphe qui suit, il est traité de l'eau comme boisson ; elle est nuisible pendant les repas. — Si la soif vous dévore, buvez-en, mais peu :

Si sitis est, bibe quod satis est, ne te sitis urat.

Les autres liquides dont il est fait mention sont : la bière *(cerevisia)* qui pousse aux humeurs, à l'embonpoint et au sang ; le cidre et le poiré *(liquores e pomo et e pyro)* qui, en Neustrie, poussent à la graisse et à la santé ; l'hydromel *(medo)*, à l'occasion duquel les doctes Salernitains ou leurs commentateurs se sont livrés à des jeux de mots intraduisibles :

> *O dulcis medo, tibi pro dulcedine me do !*
> *Pectus mundificas, ventrem tu medo relaxas.*
> *Hoc dicit medo : qui me bibit hunc ego lædo ;*
> *Hoc si vult medo : cum confestim sibi me do.*

Nous devons signaler encore un paragraphe sur les bons effets du café *(coffæum)* qui, tantôt fait dormir, et tantôt chasse le sommeil, les douleurs de tête et les maux d'estomac, et qui facilite encore les époques menstruelles. Ce passage doit être apocryphe, car c'est seulement au XVIIe siècle que l'usage du café s'est répandu. Le chapitre qui traite de l'ordre à suivre pendant les repas, doit être alors du même auteur, puisque le premier vers se termine par :

> *. . . . . . . Præcludant omnia coffæ.*

ce qui confirme de nouveau les propriétés digestives de la bienfaisante liqueur.

Nous terminerons cette revue des liquides par un mot sur le vinaigre *(acetum)*. Les vers qui en parlent font partie du texte d'Arnaud de Villeneuve, et il est dit de lui :

> *Emaciat, macerat . . . et pinguia siccat.*

Cette propriété de faire maigrir qu'on lui attribue si

généralement encore, était donc déjà populaire chez les Salernitains.

Après les boissons, nous avons à énumérer les aliments nourrissants et ceux qui sont nuisibles : les œufs, le pain de froment, le lait, le fromage, la cervelle, la moëlle, la chair de porc, sont de la première catégorie.

Pane novo, veteri vino, si possit haberi ;
Et pulli stulti, piscesque senes et adulti.

Les poires, les pommes, le lait, la chair salée, la viande de bœuf *(bovina)*, de chèvre, de cerf, de lièvre, d'oie et de canard, sont de la seconde.

Frixa nocent, elixa fovent, assata coercent ;
Acria purgant, cruda sed inflant, salsaque siccant.

Je passe sous silence d'autres effets encore plus pernicieux, tels que lèpres et prurit, qu'engendreraient certaines préparations culinaires, pour terminer par un mot sur les condiments.

Le sel, l'ail, la sauge, le serpolet, le persil et le poivre confits dans le vinaigre, formaient un bon assaisonnement *(bona salsa)* ; le pyrèthre et le cardamome frais servaient d'épices ; et la muscade et le cinnamome (espèce de myrrhe ou de cannelle) étaient employés, comme aromates, dans la préparation des mets.

Toutes ces généralités sur l'alimention se terminent par un traité des saveurs *(sapores)*. Celles-ci sont au nombre de dix, je me contenterai de les énumérer : d'abord l'aliment peut être *calidus, frigidus, vel temperatus.* — En outre, il est *dulcis, acetosus, ponticus, salsus, unctuosus, amarus, vel acutus* ; d'où les propriétés qui le distinguent, et qui sont définies avec des détails parfois très précis.

Mais, je crains d'abuser de votre patience, Messieurs, en passant en revue *pars secunda cibationis*, qui a pour titre : *cibi varii*. Elle traite des mets divers qui entraient dans l'alimentation au moyen-âge. Vous voyez que le chapitre n'est cependant pas sans intérêt; mais c'est plutôt le développement de celui que nous venons d'examiner, qu'un traité de l'art culinaire.

On y signale d'abord les qualités et on y détermine l'usage du pain bien préparé ; on parle ensuite d'une certaine soupe au vin, (*vippa*), qui jouit de propriétés merveilleuses dont avait parlé déjà Dioscoride, et, dire merveilleuses n'est pas trop, car :

. . . . . . *Quod minus est implet, minuit quod abundat.*

c'est-à-dire :

Es-tu maigre ? Elle engraisse. — Trop gros ? Elle amaigrit.

Les propriétés et même les vertus singulières des diverses chairs d'animaux, de volatiles et de poissons, ainsi que celles du lait, du beurre et du fromage sont décrites avec soin ; puis vient le tour des légumes de printemps, d'été, d'automne et des conserves d'hiver. Ceux d'entre eux auquel est consacré un chapitre spécial, sont : la rave, le chou, la bette, la laitue, le panais, l'épinard, l'ache, la blette, les champignons, l'ail, l'oignon et le poireau. Le tout se termine par une revue des fruits ; ceux qui sont mentionnés particulièrement sont : les poires et les pommes, les cerises, les prunes, les mûres, les pêches, les raisins, les noix, les nèfles, les figues, les grenades, les châtaignes et les amandes.

Tel est, Messieurs, le résumé succinct de la partie du *Flos medicinæ* qui traite de l'hygiène. On ne peut contester que ses sentences furent souvent le point de départ de beaucoup de croyances que nos traités modernes ont dû accepter ou combattre ; — ce qui démontre d'abord l'influence considérable qu'a exercée l'œuvre de Salerne, puis l'avantage qu'il y a à formuler en maximes brèves et concises les faits et les idées qu'on veut populariser.

Mais c'est assez nous occuper de l'homme en état de santé, étudions-le pendant ses maladies.

IV

Quatre des dix parties du *Flos medicinæ Salerni* traitent spécialement des maladies, sous les noms : PATHOLOGICA, ETIOLOGICA, SEMEIOTICA et NOSOLOGICA.

Les considérations générales, PATHOLOGICA, sont résumées en 28 vers.

Le plus souvent, c'est l'abus ou l'excès qui engendrent nos maux :

> *Aër, esca, quies, repletio, gaudia, somnus :*
> *Hæc moderata juvant, immoderata nocent.*

Et, quand la maladie survient, c'est à cause de l'échauffement (*cauma*), — d'une violente commotion de l'âme ou du corps, — d'une alimentation aigre (*cibus acris*), — d'un relâchement ou d'un resserrement intérieur (*intra cum sit via larga vel stricta*), — ou, enfin, de la putridité des humeurs.

Voilà les bases de la pathogénie salernitaine qui réunit à la fois l'empirisme, le méthodisme de Thémison et le dogmatisme d'Hippocrate et de Galien, c'est-à-dire les trois doctrines qui s'étaient trouvées en présence à la fin de la période Romaine.

Dans un chapitre, intitulé *Genera morborum*, se trouve un passage digne d'être signalé :

Tres sunt, non plures, in nostro corpore morbi :
Morbus consimilis, communis et officialis.

Que signifient ces trois groupes, renfermant toutes les maladies ?

Morbum consimilem causat complexio parva.

Le premier comprend alors les affections organiques.

Par *morbus officialis* il faut entendre, au contraire, les maladies résultant d'un trouble fonctionnel :

Si caret officio, morbum facit officialem.

Enfin, par *morbus communis*, on désigne une maladie dans laquelle l'organe et la fonction sont attaqués en même temps.

Morbus communis sit, si peccabit utroque.

Si nous avons bien saisi le sens de ce passage, il est remarquable pour l'époque à laquelle la *Fleur médicale de Salerne* fut composée.

La partie qui a pour titre ÉTIOLOGICA, comprend 202 vers.

Le premier chapitre, *Signa astrologica*, nous dit les précautions à prendre pour vivre le mieux possible sous chacun des signes du Zodiaque, il appartient donc à l'hygiène. — Le second signale les mois critiques de la grossesse, et n'a pas de rapport avec l'étiologie.

C'est le troisième chapitre, *Causæ variæ*, qui traite des causes occasionnelles ou prédisposantes des maladies.

Les causes occasionnelles les plus fréquentes sont l'action du froid ou de la chaleur sur l'organisme, et les *debilitantia et dessicantia*, c'est-à-dire l'ingestion d'un certain nombre d'aliments, l'insuffisance ou l'abus de certaines boissons, l'excès de sommeil, de travail, d'exercice, de plaisir, etc.

Le groupe des causes prédisposantes est plus intéressant à étudier, parce qu'il comprend les altérations des humeurs. Le sang, la bile, le phlegme et l'atrabile, par leur prédominance, peuvent être, en effet, causes d'un grand nombre de maladies. Ainsi, s'il y a prédominance de sang, la pleurésie, la synoque et l'hémoptysie sont à redouter, ou encore une éruption rouge (*pustula rubens*); et ces maladies peuvent se terminer par une ascite mortelle. Si la bile prédomine, les maladies qu'on voit survenir sont : les douleurs de foie (*hepatis ardor*), l'ictère, le prurit, la phthisie, l'hydropisie, la fièvre tierce, le flux de sang du ventre, l'érysipèle, les chancres et le lupus. Le phlegme occasionne la paralysie, si la médecine n'intervient pas. Enfin, les maladies qui résultent de la prédominance de l'atrabile, sont : le cancer, la lèpre, l'éléphantiasis, la gale, la fièvre quarte, la mélancolie et la manie.

Avais-je tort de dire plus haut, en parlant de la théorie des humeurs : Ne nous plaignons pas de l'absence des théories hypothétiques, conservons précieusement les vérités que chaque jour confirme, car il importe de ne pas généraliser avant le temps?

Je pourrais citer encore les causes de plusieurs affections locales, telles que *nocentia oculorum, causæ dolo-*

ris aurium, causæ tinnitus, impedimenta auditus, causæ raucitatis et *titubationis*, comprises dans le texte primitif d'Arnaud de Villeneuve. Mais je préfère passer à l'examen de la séméiotique et de la nosologie, qui fait connaître davantage les doctrines médicales du XIIe siècle.

La séméiotique, SEMEIOTICA, compte 435 vers résumant le diagnostic et le pronostic des maladies.

Un trouble fonctionnel, la douleur, souvent une tumeur, et la prédominance d'humeur, de sang ou d'atrabile, révèlent la maladie :

> *Monstrat opus læsum, tumor egestum, dolor ægrum,*
> *Infligit, pungit, extendit, aggravat, errat,*
> *Sanguineus, croceus, juvenis, niger humor et aura.*

L'examen du sang, des crachats, de la sueur, des vomissements et des déjections fournit encore des signes précieux de diagnostic.

Suit l'énumération des signes indiquant si la maladie marche vers la guérison ou vers un terme fatal. — Le tableau d'un mourant, retrouvé par Baudry de Balzac, mérite d'être cité :

> *Hæc si sæpe legis, poteris prognosticus esse :*
> *Si frons dempsa rubet, nasus torquetur et albet,*
> *Si sudant oculi, lacrymas perdantque pupillæ,*
> *Si frigent nares, post os strident quoque dentes,*
> *Sique supercilia de fronte graventur ad ima,*
> *Sique cadet mentum, si stridet corporis antrum,*
> *Si sudor frontis tantum, si spiritus oris*
> *Frigidus, attende signum sic mortis haberi.*

Quant aux signes de la mort, celui qu'on donne comme le meilleur a été aussi retrouvé par Baudry de Balzac :

> *Certius est signum contractio testiculorum,*
> *Aut si retrahitur veretro virga virilis.*

Vous savez ce qu'il faut en penser, et combien cette preuve serait insuffisante pour en conclure la certitude de la mort.

L'énumération des signes fournis par le pouls, le sang tiré de la veine et par la sueur vient ensuite, — puis la séméiotique des urines. Cette dernière ne renferme pas moins de 200 vers, et les quatre tempéraments jouent encore un rôle important dans la constitution du liquide urinaire. Quand celui-ci est récent et recueilli avant le repas, il offre toujours trois parties à considérer : supérieurement le *nuage*, à la partie moyenne l'*énéorème*, au fond l'*hypostase* ; c'est de l'examen de ces trois éléments qu'un médecin attentif doit tirer des renseignements précieux.

L'attitude dans laquelle repose le corps du malade et l'examen du sommeil, fournissent des éléments de prognostic énumérés en même temps que ceux fournis par *semeiotice hydropis, stercoris et ventositatis.*

Signa conceptionis et lactis terminent la séméiotique de la *Fleur médicale de Salerne.* — L'examen du lait, vers la fin de la grossesse, permet de prognostiquer le sexe de l'enfant :

Conceptum maris insinuat concretio lactis,
Cujus gutta cadens in marmore, vel super unguem,
Ducitur in conum, nec defluit in latus ullum.

Cette revue rapide des divers chapitres composant la séméiotique, montre que c'est une partie importante de l'œuvre de l'École de Salerne ; vous allez voir maintenant, Messieurs, que la nosologie mériterait aussi d'être étudiée à part et en détail.

L'étude des maladies prises chacune séparément, NOSO-LOGICA, ne contient pas, en effet, moins de 547 vers ; elle est divisée en vingt chapitres.

Le premier traite des fièvres, et d'abord de leur aspect (*species*) et de leurs causes. La description des fièvres erratiques et de la fièvre aiguë est suivie de quelques mots sur les fièvres quotidienne, tierce et quarte. Nous trouvons encore mentionnées la fièvre éthique, et la fièvre salutaire (*febris utilis*). Voici ce qu'on entendait par cette dernière :

> *In spasmo febris veniens est causa salubris,*
> *Paralysimque novam curat, ac ebrietatem;*
> *Si sint ventosæ, colicam fugat, iliacamque,*
> *Utilis artheticæ si sit cum frigiditate,*
> *Nec minus, ut fatur, artheticus indè juvatur.*

Le second chapitre comprend les maladies convulsives, c'est-à-dire l'épilepsie, le tétanos et la paralysie. Mais c'est leur traitement seul qu'on indique. — On peut citer, en passant, un préservatif contre le mal caduc, c'est la formule d'une de ces amulettes, si usitées au moyen-âge :

> *Gaspar fert myrrham, thus Melchior, Balthasar aurum,*
> *Hæc tria qui secum portabit nomina Regum,*
> *Solvitur e morbo, Domini pietate, caduco.*

Le troisième chapitre est consacré à la goutte et au rhumatisme. — Par *morbis rheumaticis* on désigne cependant plutôt les maladies résultant d'un flux. Ainsi le coryza pour les narines, le catarrhe pour la poitrine, l'amaurose pour l'œil, l'esquinancie pour la gorge, etc... — Quant à la goutte, (*gutta*), elle varie également de nom selon son siége : au côté, c'est la paralysie ; au pied, la podagre ; à la main, la chiragre ; aux articulations, la goutte arthritique ; à la jambe, la goutte sciatique ; et, si elle s'étend à toutes les parties du corps, c'est le tétanos !

Le quatrième chapitre donne l'aspect et les signes des diverses espèces de lèpres. On les désigne sous les noms de : *alopecia*, *tyria*, *leonina*, *elephantica* ; et, à celles-ci, il faut ajouter l'*herpès*, le *lupus* et le *noli me tangere*.

Le cinquième chapitre expose le traitement des maladies siégeant sur toute la surface du corps, telles que : les abcès, l'anthrax, les verrues, le prurit, les vers de la peau (*pediculi canini*), les poux et les puces, les fistules, l'érysipèle (*sacer ignis qui dicitur infernalis*) et enfin les varioles.

A propos de ces dernières, M. de Renzi appelle l'attention du lecteur sur les deux vers suivants :

Ne pariant teneris variolæ funera natis
Illorum venis variolas mitte salubres.

qui recommandent si clairement l'inoculation. —On regarde cette pratique comme datant du XVIIIe siècle, et ce passage serait antérieur, *vetustior est* dit M. de Renzi. La date du manuscrit ou de l'édition qui a fourni ces deux vers peut donner seule la solution du problème historique ainsi posé.

Le sixième chapitre traite des blessures ; — les septième, huitième, neuvième et dixième chapitres, des maladies de la tête, des yeux, des oreilles et de la bouche ; — le onzième, des maladies de la gorge et du cou ; — le douzième et le treizième, des maladies de la poitrine et du cœur ; — le quatorzième, des maladies de l'abdomen ; — le seizième, des maladies de vessie et des calculs ; — le dix-septième, des maladies des organes génitaux ; — le dix-huitième, des maladies articulaires ; le dix-neuvième, des fluxions et des gonflements ; — et enfin, le vingtième, des maladies des femmes.

Par l'énumeration de tous ces titres, vous voyez qu'il ne s'agirait rien moins que d'analyser ici un traité complet de pathologie spéciale, si ces titres tenaient tout ce qu'ils promettent. — Malheureusement, il n'en est point ainsi, et la médecine salernitaine, sans guide et sans boussole, enregistre les conseils utiles avec les pratiques aveugles d'un empirisme ignorant.

Permettez quelques citations, à l'appui de cette appréciation, plus juste que sévère.

Voici, par exemple, le moyen conseillé pour retirer un os du gosier :

Os qui transglutit, anguillam ponat in ore,
Quod religata foris os extrahit absque labore.

Et le remède prescrit contre le torticolis :

Si rigor est colli, vel distortum tribuletur,
Asse percutias plantas, sic nervi vivificantur,
Hoc quia de cerebro nervi sic ramificantur,
Ut descendentes in plantas corripiantur.

A propos du traitement de la phthisie, on peut citer quatre vers signalant un fait redevenu nouveau depuis plusieurs années :

Hanc ethico curam super omne scias valituram,
Lac, sal, nul junge, bibat contra consumptus abunde.
Lac nutrit, sal traducit, lac melle liquescit,
Lac sit caprinum, melius tamen est asininum,

Voilà donc indiquées les propriétés digestives du lait salé, ainsi que les propriétés tempérantes du lait de chèvre, et mieux encore du lait d'ânesse.

Voulez-vous un baume *contra pectoris siccitatem* qui

rappelle les vertus banales de beaucoup d'emplâtres de nos jours :

> *Siccum pectus habes ? Fac hoc valetudine mirum :*
> *Tu liquefac ceram, thus tritum, dulce butyrum ;*
> *Hoc super extendas pelli, colloque tenebis,*
> *Sic tamen ut pectus ex omne parte fovebis,*
> *Hoc anni multis pectus semper habebis,*
> *Interdum calida digito renovare studebis,*
> *Sed cataplasma tamen nunquam de pelle movebis.*

Seulement l'encens, la cire et le beurre, font ici les frais de la préparation.

Laissez-moi signaler encore le procédé à employer contre un hoquet fatiguant :

> *Si per singultum vexaris continuatum,*
> *Te per fictilium famam velut immoderatum*
> *Ingrediens aliquid turbet non premeditatum :*
> *Sic a singultu te reddet mox relevatum.*

Mais, en multipliant ces exemples, je crains, Messieurs, d'abuser de votre patience. Je terminerai donc l'examen de la nosologie, par les procédés recommandés dans le cas de mauvaise conformation du bassin. Vous serez peut-être étonnés d'y trouver les indications de la version et de la symphyséotomie :

> *Pelvis in angusta parientis fauce retentus*
> *Qua via facta ruat, non multis nisibus infans,*
> *Si faciet medicina viam, si dextra javabit.*
> *Nec jam cœsareum vulnus Lucina requiret :*
> *Symphyseos pubis dissectio rite peracta,*
> *Damnatos telo partus simul atque parentes,*
> *Protinus et certo, dulces servabit ad auras.*

Et l'auteur ajoute : Cherchez donc un procédé meilleur que cette division de la symphyse pour imiter davantage ce que veut la nature?

V

Je serai bref dans l'analyse des deux parties qui traitent de la MATIÈRE MÉDICALE et de la THÉRAPEUTIQUE, parce qu'il est incontestable que Dioscoride et Pline en ont fourni les éléments.

La *Fleur de Salerne* reproduit presque exclusivement, en effet, les connaissances pharmacologiques de la médecine græco-romaine; dans bien des endroits du texte, nous en trouvons les traces, et M. Daremberg a fait observer que l'indication des propriétés thérapeutiques des Simples, fondée sur la théorie des qualités élémentaires du chaud, du froid, du sec et de l'humide, a été empruntée à Galien, par les auteurs du *Regimen Salerni.*

La *matière médicale* (MATERIES MEDICA) comprend 756 vers. Les deux premiers font connaître les divers effets des médicaments, et viennent à l'appui de l'opinion que nous venons de rappeler.

> *Purgo, diuretico, vomo, provoco, stiptico,*
> *Sudo, nutrio, foveo, frigeo, humido, sicco.*

Dans le chapitre *de Simplicium virtutibus,* sont successivement énoncées les propriétés médicinales de 94 simples, c'est-à-dire de plantes propres à être employées telles que nous les fournit encore aujourd'hui l'herboristerie; — le chapitre, *Pharmaceutices,* fait connaître les principales compositions médicinales employées par les Salernitains; — le troisième chapitre traite de *Ponderibus ac mensuris.*

L'analyse des propriétés attribuées à toutes ces substances et à tous ces médicaments pourrait, certes, donner lieu à des remarques intéressantes et à des critiques qui ne seraient pas sans utilité, mais des voix plus autorisées que la mienne pourront vous les présenter ; d'ailleurs, cet examen dépasserait les limites que j'ai dû m'imposer dans cette étude.

Quoi qu'il en soit, s'il existe des assertions erronées, à propos des vertus curatives d'un certain nombre de Simples, il ne faut pas méconnaître, cependant, que leur action sur l'organisme est souvent indiquée avec une justesse que le temps n'a fait que confirmer. Ainsi la vertu purgative de l'aloës, la vertu abrotive de l'armoise, la vertu anti-aphrodisiaque du camphre, la vertu tonique de la rhubarbe et de la cannelle, les propriétés astringentes de la noix de galle, de la ronce et de la prunelle, les propriétés narcotiques du pavot et de l'hellébore, les propriétés anthelmintiques de la menthe, du sureau et de la myrrhe, les propriétés béchiques de l'hysope et du pin, etc., sont formulées, avec précision, dans cette espèce de *codex* de l'École de Salerne.

Parmi les principales préparations médicinales, on peut remarquer un certain nombre de confections et de compositions dont les formules, probablement très employées autrefois, portent les noms de leurs auteurs ou de ceux qui en avaient fait usage. Ainsi, l'antidote d'Adrien, la confection de Cophon, celle de Galien, de Ruffin, de Constantin, de Justinien ; la potion de saint Paul ; l'onguent d'Agrippa, etc., etc.

Le nombre des antidotes, électuaires, potions, pilules onguents et autres préparations s'élève à 101, dans la pharmacopée salernitaine.

La partie qui a pour titre THERAPEUTICA est plus spé-

cialement médicale ; elle est composée de 389 vers. C'est
le complément de la nosologie.

Elle traite d'abord de la diète dans les différentes maladies ; puis des indications à suivre dans l'administration
des divers remèdes, c'est-à-dire des antidotes, des purga-
tifs, des vomitifs, de la saignée, des ventouses, des bains,
des clystères, des suppositoires et des onctions.

La diète était rarement absolue, à en juger par ces deux
vers :

> *Tempore quo febris summum sentitur acuta,*
> *Potus et esca simul tenuissima sint tibi parta.*

De même que la conduite du médecin n'est pas très sévère vis-à-vis du malade, si l'on suit ce conseil :

> *Quæ petit ægrotans, quamvis contraria dentur :*
> *Tunc natura viget potius, cum vota replentur,*
> *Sœpe fit horrori stomacho quod dulce dolori.*

Mais je ne développerai pas plus cette partie que la
précédente ; je me contenterai de vous parler du chapitre
le plus intéressant, qui a pour titre : *Phlebotomia.*

Ce qui a trait à la saignée, aux temps pendant lesquels on
doit la pratiquer, aux règles à suivre, aux maladies dans lesquelles elle convient, au régime qu'elle entraîne, ne forme
pas moins de 164 vers ; c'est donc un petit traité sur la
matière. Un assez grand nombre de ces vers font partie du
texte primitif d'Arnaud de Villeneuve, et sont ainsi dou-
blement intéressants ; je vais en citer quelques-uns, à l'aide
de la traduction de Michel Lelong.

Voici d'abord quelques observations sur la saignée, selon l'âge, les saisons et les maladies :

> Estant, la maladie, aiguë ou très-aiguë,
> Dès le commencement, les humeurs évacue.

En l'âge consistant, beaucoup tu saigneras,
De l'enfant et vieillard le sang épargneras.
Durant le gai printemps, soit double la saignée,
De ce que simple elle est le reste de l'année.

Voici, maintenant, quelques-unes des utilités de la saignée :

Saigner rend les yeux clairs, tempère la cervelle,
Aiguise les esprits, échauffe la moëlle,
Arrête l'estomac et le ventre lâchés,
Purge les intestins, sert aux sens débauchés,
Fait ouïr, fait dormir, rend la voix bien sonnante,
Dissipe les ennuis, et les forces augmente.

Je passe sous silence les jours dangereux pour la saignée, et les mois où il faut la pratiquer davantage, comme ne renfermant que des préjugés astrologiques; — pour signaler, plutôt, les contr'indications de la saignée :

En froid tempérament, région froidureuse,
Excessive douleur, hors la lutte amoureuse,
Hors le bain, en bas-âge ou allant au déclin,
En longue infirmité, l'estomac étant plein,
Prompt à vomir, sensible ou faible de nature
N'entreprens follement de veines l'ouverture.

Quant à la pratique de l'opération : la veine doit être moyennement ouverte et la blessure ne doit pas être profonde, à cause du nerf; après la saignée, abstinence de nourriture et de boisson, repos.

Une singulière coutume, c'est de saigner les veines droites au printemps et en été, en automne et en hiver les veines gauches :

Æstas, ver dextras; hyems, autumnusque sinistras.

parce que c'est le cœur qui réclame la saignée au printemps, en été c'est le foie, en automne c'est la tête, et en hiver c'est le pied :

Quatuor hæc membra : cephe, cor, pes, sunt vacuanda :
Ver cor, hepar æstas, ordo sequens reliquas.

Viennent ensuite, en quatre vers, les avantages de l'ouverture de la salvatelle.

VI

La dixième et dernière partie de la *Fleur médicale de Salerne* traite de l'art, et se termine par un épilogue. Le tout comprend 90 vers dans lesquels nous trouverons les conclusions de cette esquisse historique.

Mais, d'abord, constatons que dans l'œuvre des Salernitains, si les conquêtes de la science sont souvent mêlées aux pratiques d'un empirisme grossier, les grands principes n'y sont cependant pas méconnus. Ainsi le traité *de Arte*, commence par ce vers :

Sensus et ars medici curant, non verba sophistæ,

et l'on ne saurait mieux dire aujourd'hui. — C'est, en effet, par son bon sens et par la connaissance de son art que le médecin guérit, et ce n'est certes pas par des mots ou des systèmes comme ceux qui se disent d'autant plus puissants qu'ils approchent de rien, qu'on obtiendra jamais cet heureux résultat ; — et les Salernitains ne craignent pas d'ajouter :

Hic ægrum relevat curis, verbis necat iste.

Le médecin, c'est celui qui conserve la santé et connaît

la marche régulière des maladies. En suivant attentive-
ment ses phases diverses, il prévoit le terme du mal,
réprime ses écarts et combat les complications en interve-
nant à propos.

Tel est, en effet, Messieurs, le rôle du médecin. Ajoutons
que sa science a des limites, car il n'a pas dans ses jar-
dins de plantes contre la mort, et, s'il peut conserver ou
allonger la vie, il ne peut espérer la rendre éternelle :

Contra vim mortis non est medicamen in hortis ;
Non physicus curat vitam, quamvis benè longat.

Les Salernitains savaient donc, comme les anciens et
comme nous le savons nous-mêmes, que le médecin n'est
que l'*interpres et minister naturæ.* C'est qu'ils en savaient assez pour ne pas croire à la panacée universelle,
cette illusion de l'ignorance ou de la fourberie de tous les
temps.

N'est-on pas heureux de trouver, dans un des vestiges
de la médecine du moyen-âge, l'expression de ces vérités
consolantes pour ceux qui, comme vous, Messieurs, cul-
tivent et pratiquent notre art par amour de la science et
par charité pour ceux qui souffrent.

Je sais bien que, dans le traité *de Arte,* on rencontre,
après l'expression de ces grands principes, des conseils
puérils ; qu'on dit au médecin, par exemple, de porter
à son doigt un brillant magnifique :

Luceat digitis splendida gemma suis ;

parceque le médecin pauvre ne recevra jamais que de vils
présents :

Nam pauper medicus vilia dona capit.

Je sais encore qu'on se préoccupe beaucoup de l'ingratitude des malades, des tourments et des ennuis de toute nature qu'entraîne l'exercice de notre art.

Je sais enfin qu'on recommande d'entourer les connaissances acquises, les secrets (comme on les appelle), de mystère et de silence :

> Gardez surtout, gardez qu'un profane vulgaire
> De votre art respecté ne perce le mystère :
> Son éclat dévoilé perdrait sa dignité ;
> D'un mystère connu décroît la majesté.

Mais il faut faire la part du temps.

Félicitons-nous d'être dans un siècle où la science ne craint plus la lumière, où l'initiation se fait par le travail et non par d'étranges coutumes, où les mystères ne sont plus les choses qu'on sait, mais celles qu'on ignore.

Félicitons-nous, sur ce point, de ne pas être Salernitains, et d'être revenus à la croyance d'Hippocrate qui dit dans le premier paragraphe de son *Traité du pronostic* :

« C'est en connaissant d'avance et en indiquant au ma-
« lade les phénomènes passés, présents et à venir, c'est en
« énumérant les circonstances qui ont échappé, que le
« médecin persuadera qu'il connaît bien la maladie et
« obtiendra la confiance de son malade. D'autant que le
« traitement sera mieux dirigé, si les événements futurs
« sont prévus d'après les phénomènes présents. »

Mais laissons de côté toute critique de détail, et permettez-moi une dernière réflexion inspirée par l'ensemble de la *Fleur médicale de Salerne*. — **En présence de cette** œuvre exhumée avec tant de labeur et de patience, peut-on croire, comme quelques-uns affectent de le dire, que les anciens traités renferment d'importantes vérités qu'i-

gnore l'art moderne, et que sous la poussière des bibliothè-
ques publiques sont enfouies les nouvelles conquêtes de
notre âge et les découvertes de l'avenir? Peut-on croire
que rien n'est fécondé, que rien ne germe sous notre
soleil, et que l'esprit de l'homme ne fait que réveiller des
idées endormies?

Nous avons pour garant de notre foi dans le *Progrès*, les
découvertes que chaque siècle enfante; la science marche
lentement, mais elle avance toujours.

Aussi, nous terminerons par cette image d'un grand
poète qu'aujourd'hui la tristesse assiége :

> L'humanité n'est pas le bœuf à courte haleine
> Qui creuse, à pas égaux, ses sillons dans la plaine,
> Et revient ruminer sur un sillon pareil :
> C'est l'aigle rajeuni, qui change son plumage,
> Et qui monte affronter, de nuage en nuage,
> De plus hauts rayons de soleil.

www.ingramcontent.com/pod-product-compliance
Ingram Content Group UK Ltd.
Pitfield, Milton Keynes, MK11 3LW, UK
UKHW021130140726
13695UKWH00004B/1821